T_d^1 12

DE LA PATHOLOGIE;

DE SON OBJET, DE SON BUT ET DE SES PRINCIPES.

FACULTÉ DE MÉDECINE DE MONTPELLIER.

DE LA PATHOLOGIE;

DE SON OBJET, DE SON BUT ET DE SES PRINCIPES.

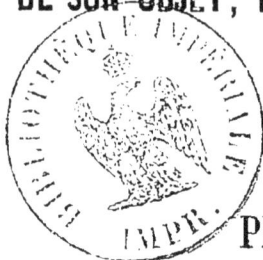

PREMIÈRE LEÇON

DU COURS DE PATHOLOGIE MÉDICALE

(17 Novembre 1853),

PAR LE PROFESSEUR

CHARLES ANGLADA.

MONTPELLIER

JEAN MARTEL AÎNÉ, IMPRIMEUR DE LA FACULTÉ DE MÉDECINE,
rue Canabasserie 2, près la Préfecture.

1853

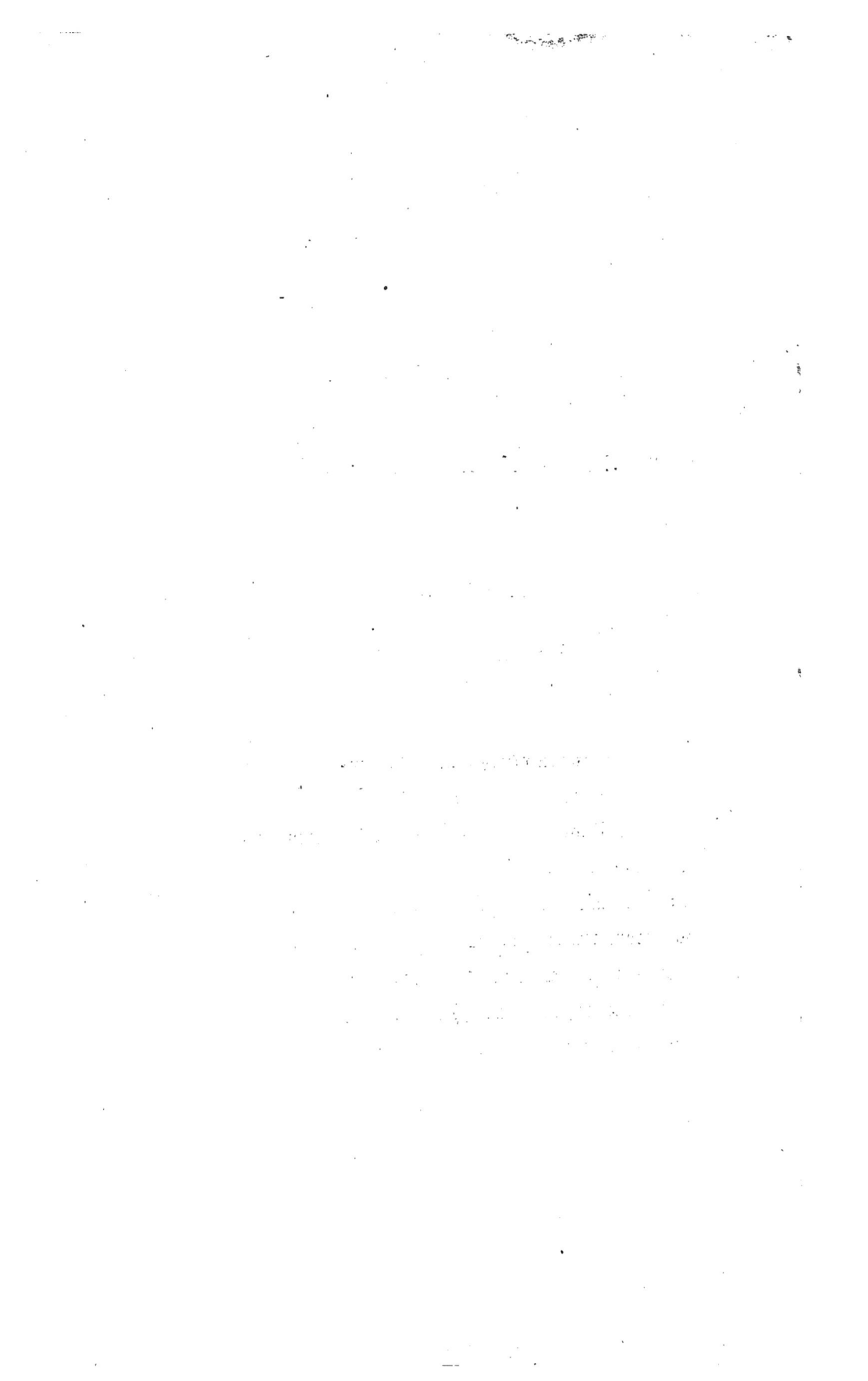

M<small>ESSIEURS</small>,

En prenant la parole dans cette enceinte, je ne puis me défendre d'une profonde émotion.

Élève d'une École à laquelle me rattachent tant de souvenirs, tant d'affections ; appelé aujourd'hui au périlleux honneur de concourir à son œuvre, je mesure avec inquiétude la grandeur de la tâche que j'entreprends, et je suis effrayé de ma faiblesse.

Dans cette disposition d'esprit, et pénétré d'un ardent désir de faire le bien, j'invoque le passé au profit du présent, et j'espère trouver autour de moi des encouragements et des appuis.

La bienveillance de tous mes Collègues, le retour d'amitié que quelques-uns m'accordent, ne sont-ils pas pour moi comme une longue habitude? Et vous, Messieurs, pourriez-vous, en ce jour d'épreuve, me refuser votre sympathie, après m'en avoir donné dans d'autres occasions de précieux témoignages?

Pour assurer mes pas à l'entrée de la carrière, n'ai-je pas aussi l'exemple du Maître honoré dont j'occupe la chaire et que recommandaient tant de qualités estimables?

Vous vous rappelez, Messieurs, avec un respectueux regret, la fermeté de son âme, la droiture et l'élévation de son caractère. Vous savez avec quel sang-froid il affrontait, aux jours de sa jeunesse, les fureurs du typhus, et plus récemment, ce fléau inconnu que nous envoyait l'Asie.

Son attachement pour vous tenait la première place dans ses préoccupations. Il veillait sur vos travaux avec une sollicitude toute paternelle. C'est dans ce sentiment qu'il puisait la force de venir au milieu de vous, jusqu'au dernier moment, sans écouter le sinistre avertissement d'un symptôme dont, mieux que personne, il connaissait la signification menaçante.

Avec quelle autorité il vous exposait cette navrante histoire des maladies mentales, qui font payer si cher à l'homme le noble privilége qu'il tient du Créateur !

Entraîné vers cette étude par un penchant irrésistible qui révélait une vocation, M. Rech, trop souvent témoin des efforts impuissants de la science aux prises avec ce terrible problème, n'avait pu retenir un cri d'indignation quand il avait vu prescrire la violence et les tortures au nom d'un art qui devrait toujours consoler les douleurs qu'il ne peut guérir. Aussi saluait-il avec joie l'avènement d'une réforme qu'il avait appelée de tous ses vœux, lorsque Pinel, obéissant à son cœur plus encore qu'à son génie, brisait les chaînes des aliénés de Bicêtre, substituait à de barbares routines les douces inspirations de la charité, et effaçait, sur le fronton de nos asiles, la fatale inscription qui en bannissait l'espérance.

Frappé du bienfait de ces innovations qui ne furent pas l'œuvre d'un jour, tant se montraient rebelles les résistances qu'il fallait vaincre, M. Rech attendait impatiemment l'occasion de les inaugurer dans sa ville natale. Quand il reçut, enfin, le droit si mérité de parler et d'agir en maître dans le poste que lui valut la chaleureuse recommandation d'Esquirol, ce digne héritier de Pinel, vous savez avec quelle force de volonté et quel esprit de suite il marcha sur les traces de ses illustres devanciers.

Les traditions que M. Rech a laissées parmi nous comme aliéniste, doivent lui survivre pour perpétuer des services que la mort a prématurément suspendus. Une pareille entreprise est digne du zèle et du talent de ses continuateurs.

Quant à moi, Messieurs, je me souviendrai de ses leçons et de ses conseils, lorsque la marche de mon enseignement me mettra en présence de ces « ruines de l'esprit », dont le triste spectacle est pour le médecin comme pour le moraliste une énigme sans cesse renaissante.

Mais un sentiment plus personnel vient en ce moment absorber mon âme et la ramener vers un temps qui m'est bien cher.

Tout, en ce lieu, me rappelle mon Père, inscrit avec honneur dans la glorieuse légende de cette École.

Les Élèves qui se pressaient autour de lui, avides de son éloquente parole et attirés par cette expansion affectueuse qui tempérait si bien l'austérité du Savant, l'entendirent professer tour-à-tour la *Thérapeutique,* la *Médecine Légale,* la *Toxicologie* et cette *Hydrologie Minérale* qui lui doit une œuvre placée et maintenue par l'opinion au premier rang des Classiques.

Épris de la chimie, qu'il avait étudiée sous les yeux de PARMENTIER et de CHAPTAL, il n'oublia jamais, dans le culte qu'il rendit à cette science, cette belle Doctrine de Montpellier, dont il avait applaudi sur ces bancs les brillants interprètes, et qu'il devait, à son tour, propager et défendre dans cette chaire avec tant de dévouement et d'ardeur.

Je voudrais, MESSIEURS, pouvoir vous raconter

cette vie si noblement remplie, et faire poser devant vous le modèle que je m'efforcerai de suivre ; mais je dois résister aux entraînements de mon cœur.

En évoquant cette mémoire vénérée , je ne crains pas de vous suggérer la pensée d'un dangereux parallèle. Dans ces conditions, il n'y a pas de rivalité possible, et je m'incline avec bonheur devant la supériorité de l'homme dont je suis fier de porter le nom.

Mais laissez-moi croire au moins que ce souvenir, commenté par votre indulgence, sera accueilli comme un bon augure.

En apprenant que j'ai reçu les leçons de cet excellent Maître, que j'ai pu les provoquer à toute heure dans nos causeries intimes, et que j'ai pris une part modeste à ses travaux, vous trouverez peut-être dans ces antécédents quelques titres nouveaux à votre estime, et vous vous sentirez plus disposés à m'écouter avec confiance.

MESSIEURS,

Je suis chargé de vous enseigner la Pathologie ; je dois donc vous dire, avant tout, quel est l'objet de cette science, quel en est le but, quels sont les principes dont elle doit s'inspirer pour être à la hauteur de son rôle.

L'étendue de ce programme dépasse de beaucoup les limites du temps que je puis consacrer à ce premier entretien. Je me contenterai donc de vous présenter quelques vues générales qui serviront comme d'introduction à nos études. Le commentaire et les développements viendront plus tard.

La Médecine est une science pratique ; on ne dit pas autre chose quand on la nomme l'*Art de guérir*.

Mais, pour guérir les maladies, il faut les connaître, c'est-à-dire apprendre à les distinguer entre elles; apprécier les différences réelles qui les séparent, au milieu des analogies apparentes qui les rapprochent; fixer l'ordre de dépendance qui lie les uns aux autres leurs phénomènes constitutifs; en un mot, déterminer leur nature. Telle est précisément la part que s'est réservée la Pathologie dans l'œuvre collective des sciences médicales.

Cette simple appréciation suffirait sans doute pour assigner un rang élevé à l'enseignement qui m'est confié. Mais je vous en donnerai une bien plus haute idée encore, en vous montrant l'étroite union qui rattache la Pathologie et la Thérapeutique. Vous jugerez mieux alors de quelle considération doit être entourée cette partie de la science dont tous les efforts tendent à éclairer les déterminations du praticien, et à donner d'avance à ses motifs d'action toute la certitude compatible avec la nature de son art.

Connaître les maladies, c'est posséder tous les éléments des indications curatives correspondantes. HIPPOCRATE l'a énoncé avec cette précision concise qui ne lui fait jamais défaut : « *Qui sufficit ad* »*cognoscendum, sufficit etiam ad curandum.* » N'est-

ce pas dire, en d'autres termes, que le problème
pathologique et le problème thérapeutique sont
solidaires et se touchent par tant de points qu'ils
semblent se confondre.

La Thérapeutique est, en effet, à la Pathologie
ce que la conséquence est à la prémisse, ce que la
conclusion est au principe. Elle n'est, à proprement parler, que la Pathologie appliquée. Vous ne
serez donc pas surpris de voir ces deux sciences
jumelles marcher toujours côte à côte, se prêter un
mutuel secours, et accepter la vérification d'un
contrôle réciproque.

Lorsque la Pathologie a étudié la maladie sous
toutes ses faces, c'est-à-dire dans son passé ou
ses *causes*, dans son présent ou ses *symptômes*,
dans son avenir ou son *pronostic*, et lorsque, combinant toutes ces données, elle a pu se former une
idée précise de la nature des modifications provo-
quées par l'état morbide, elle a du même coup
déterminé l'indication des changements à intro-
duire pour corriger ces désordres.

Mais si la Pathologie est incertaine et hésitante,
elle demande à la Thérapeutique les lumières qui

lui manquent; et celle-ci, imitant dans sa sphère les tâtonnements de la Chimie, qui interroge par divers réactifs la nature des corps qu'elle veut connaître, varie ses méthodes, modifie ses prescriptions et s'efforce d'éclairer le problème pathologique par le contraste qu'elle découvre entre les médications indifférentes ou nuisibles et celles dont les bons effets deviennent un indice précieux dont il faut suivre la trace. Tel est le principe de cette méthode *à juvantibus et lædentibus*, si familière aux Praticiens, et qui n'est que la traduction de cette autre sentence d'HIPPOCRATE : « *Naturam » morborum curationes ostendunt.* »

Il résulte de tout cela, MESSIEURS, qu'une doctrine pathologique dont toutes les parties seraient liées à la prémisse, selon les règles d'une induction irréprochable, tomberait devant les faits cliniques qui démontreraient l'impuissance ou les dangers des applications qu'elle suggère.

La lancette, les sangsues, l'eau de gomme et la diète ont servi à souhait les intérêts du Physiologisme, jusqu'au jour où il s'est trouvé aux prises

avec la spécificité morbide. Dès ce moment, tout cet
échafaudage si artistement construit par la main
puissante de Broussais a croulé sur sa base fragile,
en dépit de tous les efforts du chef pour donner
après coup une place à ce grand fait pathologique,
et le rallier à son hypothèse étroite par des subti-
lités ou des inconséquences.

J'ai dit que, pour connaître les individualités
morbides qui se pressent dans la Nosologie humaine, il fallait les comparer entre elles, apprécier
leurs rapports, tenir compte de leurs contrastes,
tracer, en un mot, les traits distinctifs de leur
signalement personnel, et fixer d'après ces données
leur véritable caractère ou, comme on dit, leur
nature.

Mais quelle est la méthode qu'il faut suivre dans
cette recherche, pour garder à ce problème capital
de la Pathologie l'esprit qu'il doit avoir?

Ce qui frappe tout d'abord en présence d'un fait
morbide, ce sont les actes qui le manifestent, c'est-
à-dire ses *symptômes*. Tout le monde est d'accord
sur l'importance de leur étude; le dissentiment

commence quand il s'agit d'en déterminer la véritable valeur nosologique.

S'il y avait une corrélation nécessaire et constante entre les symptômes et l'état pathologique dont ils sont le reflet, on pourrait conclure hardiment de la traduction extérieure au mode affectif qu'elle représente.

Mais, Messieurs, je crains de répéter dans ce lieu une vérité banale, en vous disant que les affections morbides empruntent tous les masques, échangent leur livrée, composent leur langage, et déroutent, sous les apparences les plus insolites, la sagacité pratique la plus exercée. La syphilis, l'hystérie, la goutte, le rhumatisme, les fièvres intermittentes, les affections vermineuses, véritables Protées pathologiques, revêtent mille formes et dissimulent leur personnalité sous les déguisements les plus imprévus.

Parfois même les maladies semblent rester muettes, si je puis ainsi dire, et cachent leur secret dans les profondeurs de l'économie : on dit alors qu'elles sont *latentes*.

Stoll, Morgagni, Fouquet ont parlé d'entérites

gangréneuses rapidement mortelles, qui s'étaient à peine révélées par quelques symptômes bénins.

Vous aurez occasion de voir, dans vos travaux cliniques, des pleurésies et des pneumonies qui dérogent à toutes leurs habitudes symptomatiques et peuvent donner le change sur le véritable siége de la lésion organique. L'auscultation prévient souvent aujourd'hui ces écarts du diagnostic local. Mais vous savez bien qu'elle n'est pas assez sûre d'elle-même pour vous promettre de redresser toutes les erreurs.

D'autre part, les affections les plus diverses présentent les mêmes traits. L'ophthalmie est, selon les cas, *inflammatoire*, *scrofuleuse*, *catarrhale*, *vénérienne*, *herpétique*, etc. Fiez-vous exclusivement à la forme de la fluxion locale, sans remonter à la diathèse qui la domine et la qualifie, et votre thérapeutique impuissante tourmentera vainement la maladie et le malade.

J'en conclus qu'il n'y a point, dans le sens absolu, de symptômes pathognomoniques spécifiant d'une manière certaine une affection déterminée; et que si les monstres sont très-rares en

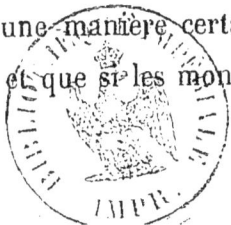

Histoire naturelle, ils sont très-communs, au contraire, en Médecine pratique; que la pustulation n'est pas plus infailliblement attachée à la variole que les déjections au choléra et les bubons à la peste inguinale; en un mot, que le langage des phénomènes morbides, si on les consulte isolément, cache souvent un piége contre lequel il faut se tenir en garde.

Les signes *physiques* eux-mêmes n'ont pas toujours la certitude que leur suppose cette étiquette. Vous avez vu qu'ils se taisent souvent quand ils devraient parler : témoin les pneumonies centrales. D'autres fois, au contraire, permettez-moi ce langage figuré, ils répondent un peu à l'étourdie. M. le professeur ANDRAL vous dira, et il n'est pas le seul, que le râle crépitant peut frapper l'oreille en l'absence de toute altération appréciable du poumon.

Ne me prêtez pas, MESSIEURS, la pensée de nier l'importance de l'appareil symptomatique dans la délimitation des affections morbides; je n'ai pas un tel goût pour le paradoxe. Je tiens seulement à vous prémunir contre le danger d'une confiance

trop exclusive accordée à un moyen d'investiga-
tion qui ne possède tout son prix qu'en restant
dans ses limites.

J'en dirai tout autant de la Symptomatologie
posthume révélée par le cadavre.

Les progrès mêmes de l'Anatomie Pathologique
ont dissipé sans retour le rêve de BONNET, qui pré-
tendait trouver dans les débris de l'homme le secret
de tous ses maux : « *Omnium humani corporis*
» *affectionum causas reconditas revelans.* »

Une telle espérance serait permise si toute affection morbide laissait après elle des altérations ap-
préciables et toujours identiques, et qu'il y eût
un rapport nécessaire et prévu entre ces altérations et les phénomènes observés pendant la vie.

Mais vous savez bien qu'un grand nombre de
maladies, et notamment celles dont le terme fatal
est le plus prompt, ne laissent aucune trace organique de leur passage. Ce caractère négatif figure
même dans le signalement de la grande classe des
névroses.

D'un autre côté, les altérations les plus diverses
accompagnent la même affection, et des lésions

identiques surgissent au contraire de la nécropsie de sujets qui ont succombé à des affections très-différentes.

Parcourez les recueils des Anatomo-Pathologistes les plus accrédités, et vous verrez quelles réserves leur imposent les déceptions et les mécomptes dont ils ont trop souvent à faire l'aveu.

Je ne conteste pas, croyez-le bien, les avantages de l'Anatomie Pathologique; je ne vous en montre, pour le moment, que les défaillances. Plus tard, je vous dirai ce qu'en ont pensé deux hommes dont cette École s'honore, et vous verrez qu'ils ont relevé plus que personne la valeur de ce moyen de recherches, en fixant les bornes de ses pouvoirs, et en indiquant la philosophie qu'on doit suivre dans ses applications.

L'Étiologie, envisagée comme moyen de délimitation nosologique, ne mérite pas plus que la Symptomatologie une confiance absolue. Si elle paraît diriger d'une main plus ferme la marche de la Thérapeutique, il faut convenir aussi qu'elle serait trop souvent dupe de son prisme, si elle ne prenait conseil que d'elle-même.

Remarquez que le mot *Cause* perd, en Pathologie, sa signification légitime. C'est ce qu'on fait entendre quand on parle de causes *occasionnelles*, *déterminantes*, *prédisposantes*, *procatarctiques*. N'est-ce pas dire qu'elles n'ont rien de nécessaire et qu'elles ne renferment pas en elles-mêmes la raison suffisante de leur effet? Comment, dès-lors, fonder les préceptes de l'art sur des rapports aussi incertains, sur des données aussi mobiles?

Il faut sans doute reconnaître une hiérarchie étiologique dans les actions génératrices des maladies. Parmi les conditions qui concourent à les produire, il en est dont le rôle est subalterne ou secondaire; d'autres, ce sont les causes spécifiques, se rattachent de plus près à la Pathogénie et réfléchissent de plus vives lumières sur l'indication curative. Mais, dans toutes ces appréciations, ne doit-on pas toujours tenir compte du facteur physiologique dont les déterminations, contingentes dans leur spontanéité, éclatent sans cause appréciable, laissent passer inaperçues les influences morbides les plus énergiques, modifient, transforment ou dénaturent leurs effets probables avec une

sorte de caprice, et échappent enfin, par leur
autonomie, aux lois infaillibles et certaines de la
causalité physique.

Ainsi donc, MESSIEURS, ni les symptômes, ni
les altérations cadavériques, ni les causes, ne peuvent, livrés isolément à eux-mêmes, dévoiler le
mystère des affections morbides et nous fournir
les éléments nécessaires pour fixer leur place dans
la Nosologie. Recommander exclusivement un de
ces instruments de recherche aux dépens des autres,
serait une entreprise d'autant plus imprudente,
que c'est dans l'oubli de cette juste pondération
que se trouve l'origine des erreurs de tous les
Systèmes absolus [1].

L'Anatomie Pathologique n'a pas plus le droit
de dominer la science que la Symptomatologie ou
l'Étiologie. C'est en combinant les notions qu'elles
apportent, en les éclairant et les rectifiant l'une
par l'autre, qu'on peut se promettre d'asseoir la
Thérapeutique sur le fond solide de la vraie nature
des maladies.

[1] Voy. D'AMADOR, Mémoire sur l'Anat. Pathol., p. 448.

Si je me suis fait comprendre, vous pourriez, dès à présent, indiquer vous-mêmes les attributs de la Pathologie, et désigner les sciences qui, en vertu du principe de la division du travail, se sont partagé sa tâche.

A l'étude des symptômes correspond la *Noso-graphie*, qui enseigne l'art de distinguer et de décrire les caractères extérieurs des maladies, et qu'on a voulu à tort confondre avec la Nosologie, sans s'apercevoir qu'elle n'est qu'un moyen et que celle-ci est le but.

La Nosographie appelle une autre science qui apprenne à déterminer la valeur ou le sens des symptômes qu'elle a décrits. Ceux-ci ne sont que l'effet d'un état intérieur, d'une cause qui est le fond réel et comme la substance de la maladie. Une Nosologie philosophique, préoccupée de la fin pratique de l'art, ne peut donc rapprocher les affections morbides que d'après ce fond de réalité ; et, comme l'a très-bien dit un ingénieux Écrivain dont j'aime à recueillir les paroles, classer les maladies d'après la similitude des symptômes, c'est risquer de prendre l'ombre pour le corps, le masque pour la personne, c'est substituer l'accessoire au principal, et tout jeter dans la plus dangereuse confusion [1].

Il faut donc animer cette lettre-morte des symptômes et les transformer en signes de l'état affectif qu'ils représentent; en d'autres termes, il faut faire de la *Séméïotique*. Sous ce rapport, la Séméïotique pourrait être considérée comme la métaphysique de la Symptomatologie, car elle procède du visible à l'invisible, et c'est l'esprit qui agit sur le symptôme pour en dégager le signe. Toujours est-il que ces deux sciences sont nettement distinctes, et qu'on peut être un excellent nosographe, dans le sens étymologique du mot, et un médiocre séméïologiste. Il ne serait pas difficile de justifier l'assertion par des exemples.

Mais la Séméïotique serait souvent impuissante ou trompeuse si elle ne demandait pas au passé l'explication du présent. L'Étiologie tient donc une place élevée dans le problème de la détermination des individualités morbides.

---

[1] PARISET, *Éloge de* PINEL (Histoire des Membres de l'Acad., etc., T. I, p. 236, in-12).

Le moment viendra d'en dérouler à vos yeux le mobile tableau. Nous aurons à étudier ensemble les causes qui engendrent les maladies, leurs divers modes d'agir, les conditions qui en favorisent ou en contrarient l'impression, les rapports qui lient l'étiologie externe à l'étiologie interne; et, de ces données convenablement approfondies, nous déduirons la Pathogénie, qui apprend à remonter au phénomène morbide initial. Vous ne serez pas surpris de me voir insister sur ce sujet, quand je vous aurai dit qu'à mon sens, toute erreur thérapeutique provient, en dernière analyse, d'une erreur étiologique.

Je viens de circonscrire, à grands traits, le domaine naturel de la Pathologie, et de vous indiquer les sources où elle puise pour accomplir son office. Mais quelque large que puisse vous paraître le cercle des attributions que je lui assigne, je m'y trouverais souvent à l'étroit, s'il m'était rigoureusement interdit de le franchir.

Aussi, MESSIEURS, je dois vous avertir que je ne prends pas l'engagement de ne jamais vous parler de Physiologie. Est-ce ma faute si la

science de l'homme sain et celle de l'homme malade tendent toujours à se rejoindre, sans égard
pour la fiction qui les sépare dans l'Enseignement
officiel ?

Enfin, l'histoire des maladies que nous pas-
serons en revue resterait sans conclusion, si je ne
déterminais avec soin les indications thérapeuti-
ques qu'elles suggèrent, les méthodes qu'elles
réclament, les agents qui en sont les instruments
les plus sûrs. Vous savez bien qu'il est un grand
nombre d'affections dont je ne pourrai vous faire
connaître la nature qu'en vous montrant à l'œuvre
le traitement qui les guérit.

Vous devez avoir compris, Messieurs, malgré la
concision obligée de ces considérations, que la
Pathologie n'est pas pour moi une science pure-
ment historique, qui se bornerait à recueillir les
faits tels que l'observation les offre aux sens, et qui
en dresserait froidement l'aride procès-verbal. Vous
y reconnaissez, au contraire, une science éminem-
ment philosophique, qui recherche leurs lois pour
les formuler en propositions doctrinales et prati-
ques. C'est parce qu'on l'a présentée sous un autre

aspect que je tiens à la mettre dans son véritable jour.

L'École Anatomique moderne, qui est à la Médecine ce que le Sensualisme est à la Philosophie, a voulu renfermer la Pathologie dans le tableau muet des formes extérieures des maladies. Convaincue que la connaissance médicale était tout entière dans l'examen matériel et passif des phénomènes, repoussant dédaigneusement ce qu'elle appelle des *abstractions*, et ne croyant qu'aux réalités concrètes, « elle a presque anéanti tout génie médical », comme l'a dit Frédéric Bérard, « et n'a laissé tout » juste que l'esprit qu'il faut pour ouvrir un cada-» vre ou pour faire une histoire niaisement exacte » des maladies individuelles [1]. »

Ne criez pas à l'exagération, Messieurs, mais prenez la peine d'étudier l'histoire de la Médecine de notre temps, et vous reconnaîtrez que le portrait n'est pas chargé.

N'entendez-vous pas dire à tout propos, ne lisez-vous pas dans la plupart des livres qui sont entre

[1] Bérard, Discours sur le génie de la Médecine, p. 54.

vos mains, que toute vérité médicale est dans les faits sensibles et matériels? Que d'auteurs résument nettement l'esprit de leurs œuvres dans cette malencontreuse épigraphe : « *Ars medica* TOTA *in* » *observationibus* » !

Oui, MESSIEURS, la vérité est dans les faits ; mais il faut savoir percer leur enveloppe pour l'en extraire. La statue resterait éternellement dans le bloc de marbre qui la recèle, sans le génie de l'artiste, qui s'arme du ciseau et la dégage de ses voiles.

Les faits sont sans doute des matériaux indispensables : qui le conteste? Mais il ne suffit pas de les juxta-poser et d'en faire la somme. Il faut en chercher le sens, en découvrir les rapports, en fixer la coordination. A ce prix seulement, on en fera sortir une science.

Dans cette prédilection exclusive pour les faits, on croit se donner gain de cause et exprimer une vérité incontestable, en répétant qu'ils sont brutaux.

Pure calomnie, MESSIEURS, si on prétend qualifier ainsi les faits de l'ordre médical !

Quelle complaisance, au contraire, pour accepter

la couleur qu'on leur donne! Quelle ductilité pour s'assouplir à la filière des théories! Quelle élasticité accommodante dans leur langage, et quelle disposition à contenter tout le monde!

N'est-ce pas, en deux mots, l'histoire des Systèmes? En est-il un seul qui ne soit, à l'entendre, l'expression légitime des faits? N'est-ce pas en leur nom qu'ont pris la parole les Dichotomistes de toutes les Communions, Thémison, Brown, Broussais, Rasori? L'*Archéisme* de Van-Helmont, l'*Animisme* de Stahl, le *Chimisme* de Sylvius, le *Mécanicisme* de Pitcairn, l'*Organicisme* de Bichat, ne se donnent-ils pas la même généalogie?

Ainsi donc, Messieurs, et c'est avec intention que j'insiste sur cette pensée, les faits ne sont rien par eux-mêmes; ils n'ont que la valeur qu'on leur donne: valeur fictive ou réelle, complète ou partielle, selon le point de vue où se place l'observateur et le degré de précision de son analyse. Un homme d'esprit a donc eu raison de dire que rien n'est plus stérile et que rien n'est aussi plus fécond que les faits, suivant la main qui les recueille, l'œil qui les voit, l'intelligence qui les perçoit, le jugement qui les estime.

Concluez avec moi qu'il faut se tenir en garde contre cette philosophie trop prônée de nos jours, qui, sous le spécieux prétexte de se préserver de l'hypothèse, ne trouve rien de mieux que de se confiner dans l'observation matérielle, et emprunte à cette méthode une apparence de rigueur et de certitude qui pourrait séduire les novices.

A ce compte, la perfection des sens serait la première condition de la science, et on aurait tracé le portrait du Médecin-modèle en lui donnant l'œil perçant, l'oreille délicate et le reste à l'avenant. Ce n'est pourtant pas par ces côtés que les siècles ont livré à notre admiration le génie de l'Auteur des *Aphorismes*.

Toute observation se compose de deux parties : l'une visible et palpable, et par conséquent du ressort des sens externes ; l'autre qui se cache sous ces phénomènes apparents, et que la réflexion seule pénètre. Il y avait long-temps qu'on voyait l'eau monter dans les corps de pompe et s'arrêter capricieusement à certaines hauteurs, lorsque TORICELLI, méditant sur ce fait vulgaire, y découvrit la pression atmosphérique.

Il y a donc, MESSIEURS, bien des manières d'interpréter les faits, de déterminer leurs rapports essentiels, de remonter aux lois qui les régissent. Et ainsi s'explique la multiplicité des fantaisies médicales qui ont toujours agité la vie de la science et se sont disputé le droit de régler ses destinées.

Je n'ai pas de temps à perdre et je vous en épargne l'interminable revue.

Procédant d'une analyse incomplète ou imaginaire de la Nature Humaine, tous ces Systèmes, quel que soit leur drapeau, mettent leurs anticipations à la place des données de l'observation réfléchie ; tous se montrent dominés par une proposition d'ordre inférieur, qu'ils s'efforcent d'élever à la portée d'un Principe fondamental, et qui déjoue, par le vice même de son origine, tout l'artifice d'une généralisation plus ou moins adroite.

Tantôt ils s'absorbent dans les symptômes observés sur le vivant ou dans les altérations de tissu révélées par le cadavre : ainsi procède l'Organicisme.

Tantòt ils prètent aux humeurs un ròle exclusif dans la génération des maladies.

Ici, au contraire, ils en octroient le monopole aux solides, et dépossèdent même les humeurs de toute participation à la vie.

D'autres, éblouis par l'éclat d'une science qui a l'habitude des prodiges, soumettent les affections morbides à la juridiction souveraine des forces chimiques.

Il en est qui réduisent les phénomènes vitaux aux actes d'un pur mécanisme, et pour lesquels la Pathologie n'est qu'une branche de la Statique.

Dans cette cohue de théories contradictoires, qui feraient douter de la science si on les prenait au sérieux, on n'en trouve pas une seule qui soit à la hauteur de l'équation pathologique. Le calcul qui en combine les termes néglige volontairement ceux qui ne cadrent point avec les besoins d'une solution préconçue.

Dois-je conclure que les Systèmes n'ont apporté avec eux que du mal, sans compensation? Telle n'est pas ma pensée, Messieurs, et je l'exprime hautement, parce qu'il faut être juste envers tout le monde, même envers les Systèmes.

Quand on prend la peine de les examiner de près, et avec toute l'indépendance d'un esprit sans prévention, on s'aperçoit bientôt que leur vie factice s'est entretenue de quelques vérités qui sont à l'épreuve du temps et des révolutions de la science : c'est ainsi seulement qu'ils ont pu s'établir et s'accréditer dans la sphère des connaissances humaines.

M. Cousin l'a dit avec raison : L'erreur, réduite à elle-même, est incompréhensible et ne saurait se faire accepter. C'est par son rapport avec le vrai qu'elle se soutient. Il n'est pas en la puissance du Système le plus extravagant de n'avoir pas quelque côté raisonnable qui fait la fortune des hypothèses auxquelles il se mêle [1].

En suivant cette idée, on peut dire, d'une manière générale, que les Systèmes ont eu leur raison d'être précisément parce qu'ils ont été. Il n'est donc pas permis de signaler leurs dangers sans

---

[1] Cousin, Fragments philosoph. Bruxelles, 1840, p. 92.

faire en même temps la part des services qu'ils ont
pu rendre, en mettant dans un meilleur jour certaines vérités d'observation, oubliées, dédaignées
ou méconnues. Cette tolérance tourne au profit de
la science, qui prend alors son bien où elle le
trouve, sans cesser de veiller sur les vrais principes
qu'elle a mission de défendre.

C'est ainsi qu'il faut juger la Médecine actuelle,
représentée dans sa formule extrême par l'Anatomisme ou l'Organopathie, et patronée par des
hommes dont le talent et l'infatigable activité font
regretter les écarts.

L'esprit général qui la domine n'est pas nouveau
dans notre histoire, et les reproches d'HIPPOCRATE
aux Cnidiens de son temps trouveraient aujour-
d'hui leur adresse. Il faut seulement reconnaître
qu'à aucune autre époque, cette préoccupation
exclusive de l'aspect matériel de l'Homme Vivant
n'a été moins déguisée. C'est que les progrès successifs de l'Anatomie Pathologique ont séduit l'École
moderne, qui s'est cru le droit d'en généraliser les
faits sans mesure et de substituer cette fiction à
l'observation réelle.

Il fut un temps où Broussais lui-même, dont l'esprit de conciliation n'était pas la vertu dominante, s'oubliait dans un de ces épanchements que l'inexorable vérité arrache à la prévention la plus rebelle, et formulait cet aphorisme : « *Toute maladie* »*commence par être vitale avant d'être organique.* »

L'Anatomisme est trop sûr de ses sens pour se rendre complice d'une pareille métaphysique, et descendre ainsi de plein gré dans les profondeurs invisibles du Dynamisme.

L'homme, considéré en tant que vivant (abstraction faite de son principe intellectuel et moral, auquel on ne se permet pas de toucher parce qu'on sait bien que le Matérialisme pur est une flagrante absurdité), l'homme, dis-je, est tout entier dans son agrégat matériel. La Physiologie s'absorbe dans la contemplation du jeu des organes, dont l'agencement donne le mouvement et la sensibilité à cet admirable mécanisme. La Pathologie ne s'enquiert que de leurs modifications ou altérations matérielles. Si elle ne les voit pas, elle les imagine : car comment concevoir un trouble fonctionnel sans une lésion organique correspondante ?

Les symptômes sont toujours les *cris de l'organe souffrant.* L'indication thérapeutique est précise quand on sait quel est le rouage de la machine qui a subi l'avarie.

A en croire BARTHEZ, le problème qui s'attache à la nature des maladies renfermerait « tous les » éléments d'un calcul de probabilités, qui ne peut » être porté à sa perfection, dans une infinité de » cas difficiles, que par les plus grands efforts de » l'esprit [1]. »

L'École Anatomique ne se laisse pas prendre à ces lenteurs d'un diagnostic prétendu savant ; *elle a changé tout cela.*

Puisque la maladie est tout entière dans le fait accompli, il faut, sans perdre son temps en vaines méditations, panser l'organe endommagé, c'est-à-dire faire de la *chirurgie interne.*

Poser une prémisse, c'est accepter ses conséquences ; sous ce rapport, la logique de l'Anatomisme est sans reproche.

La matière n'étant passible que de modifications

[1] Disc. sur le génie d'HIPPOCRATE, 1801, p. 38, in-4°.

quantitatives, les maladies ne diffèrent que par le degré ou le siége.

Nul état morbide n'est primitivement général ; car quel est le stimulus externe qui pourrait frapper en bloc tout le système organique?

Les fièvres essentielles sont donc reléguées parmi les curiosités de l'archéologie médicale. Les fièvres du jour ne pouvaient garder ce manteau suranné ; elles ont dû en prendre un plus moderne.

On affirme que la doctrine des constitutions médicales est en contradiction avec ce qu'on appelle modestement la *saine* expérience ; et parce que ce dogme lumineux projette encore quelques ombres, on l'assimile, sans plus de façon, aux *superstitions astrologiques* [1].

Si l'on veut bien conserver, par respect pour l'usage, les vieilles dénominations des maladies, on sous-entend, quand on en parle, leur signification nouvelle.

Un des Apôtres les plus déterminés de l'Organopathie se montre cependant moins tolérant pour

[1] BOUILLAUD, Nosographie, T. I, p. 149.

l'ancien vocabulaire nosologique, et se passe la fantaisie d'une réforme générale qui ne fait pas même grâce au nom traditionnel de la Médecine. A l'aide de ce néologisme, savamment hérissé de grec, il assigne à chaque état morbide une sorte d'enseigne qui indique au praticien le point du système qu'il doit frapper pour en faire jaillir l'altération organique, seule source du diagnostic et de l'indication curative.

Il est juste de reconnaître que l'Anatomisme n'épargne rien pour confirmer son principe, et qu'il explore et tourmente la matière organique avec une constance et une sagacité méritoires.

Fidèle au mot d'ordre de Bichat, et bien décidé à croire sur sa parole que l'observation n'est rien si l'on ignore le siége du mal, il scrute avec une attention minutieuse toutes les parties du système anatomique; il mesure les cavités; il explore par une palpation ou une percussion méthodiques les viscères dont il veut déterminer l'étendue; il en trace les limites sur la surface cutanée, pour que l'œil puisse suivre la marche de leur accroissement ou de leur réduction. La moindre nuance de coloration, les plus légers détails de forme, de volume, de densité, sont notés avec une précision minutieuse. Si les sens, livrés à eux-mêmes, refusent d'aller plus loin, on les arme du stéthoscope, du plessimètre, du thermomètre, du microscope. L'altération morbide est poursuivie sur le cadavre, non-seulement dans les tissus apparents qui composent les organes, mais même dans les fils les plus déliés de leur trame.

Quand le scalpel et le microscope ont poussé jusqu'à son dernier terme l'analyse matérielle, la Chimie procède par ses réactifs à une dissection plus subtile. Elle pénètre la nature intime des solides et des liquides, et constate les variations pathologiques de leurs principes constituants.

Bientôt se faisant illusion au milieu de tout cet arsenal des sciences physiques, en présence de ces chiffres qui comptent, avec leur rigueur mathématique, les battements du cœur et des artères, les alternatives de la respiration, les oscillations de la chaleur fébrile, et jusqu'aux soupirs et aux mouvements des malades, l'Anatomisme ne met plus de bornes à l'admiration qu'il s'inspire, et annonce

à l'Humanité souffrante la merveilleuse invention
de la Médecine *exacte !*

MESSIEURS, je le dis avec conviction, l'École
Anatomique a été utile en agrandissant l'étude de
l'élément matériel de l'homme dans sa double face
physiologique et morbide, et je rends un sincère
hommage à ses travaux. Ils ont répondu, par leur
côté favori, à un besoin de la science, et on s'en
apercevrait bientôt, n'en doutons pas, au vide
qu'ils feraient après eux s'ils disparaissaient tout-
à-coup sans laisser de traces.

Mais quand on affiche la prétention de la réduire
à ce fragment détaché de son ensemble, la Médecine proteste avec énergie contre les sacrifices
qu'on lui impose. Justement fière de la perpétuité
de ses dogmes et de l'antiquité de son origine,
froissée dans son légitime orgueil, elle repousse
la main hardie qui voudrait déchirer ses titres de
noblesse et ternir son auréole. Elle demande ce
que sont devenus ces dogmes éternels qui font sa
gloire et qu'elle cherche en vain parmi ces débris
épars de l'unité vivante.

Serez-vous surpris après cela qu'elle exagère un

peu sa méfiance, et qu'elle surveille jour et nuit ses frontières, avec une sorte d'anxiété jalouse, pour arrêter des importations menaçantes?

Je n'ai point à suivre l'Anatomisme dans les menus détails de son œuvre clinique; je tenais seulement à vous mettre sur la voie d'une appréciation générale de sa méthode et de ses principes.

Mais veuillez écouter encore, pour en finir, un propos qu'on entend répéter souvent, et comme chose toute naturelle, dans les lieux où règne et gouverne l'endémie organographique.

On reconnaît qu'un tel praticien est très-fort en matière de diagnostic; mais on regrette qu'il soit si malheureux dans sa thérapeutique.

Un autre passe, au contraire, pour un excellent guérisseur; mais peu s'en faut qu'on ne lui reproche de guérir contre les règles, car son diagnostic manque, dit-on, de précision et de certitude.

Qu'est-ce à dire, MESSIEURS, et quel est donc ce diagnostic qu'on détache ainsi de la Thérapeutique? Quelle est cette étrange prémisse qui n'engage en rien sa conclusion la plus directe?

La réponse est facile. Ceux qui affectent ces façons de parler considèrent le diagnostic de l'altération organique comme l'expression complète de l'état morbide et la source de l'indication fondamentale ; et ils admirent dès – lors comment l'homme qui ausculte et percute d'un air emprunté ou même indifférent, formule ensuite un traitement efficace.

Par la même raison , celui qui se morfond dans la recherche minutieuse du siége et ne soupçonne rien au-delà, donne bientôt, dans ses prescriptions , la mesure de sa faiblesse pratique.

Il importe beaucoup sans doute de savoir qu'un organe est malade. C'est là le côté vrai de l'Anatomisme , et il faut lui tenir compte des efforts qu'il fait pour éclairer cette partie du problème pathologique. Mais il importe bien plus , quand on veut instituer une thérapeutique rationnelle, de découvrir *pourquoi* l'organe est malade, et *de quelle manière* il l'est.

Or, pour résoudre ces questions , le diagnostic anatomique est radicalement impuissant. On a beau en manier adroitement toutes les ressources , en posséder à fond toutes les finesses , on n'arrive par lui qu'à des circonstances du fait morbide qui , *quoique vraies en elles-mêmes ,* ainsi que s'exprime GRIMAUD, *ne sont pas d'une vérité médicinale ,* et ne s'appliquent pas à la source réelle de l'indication [1].

Je sais , MESSIEURS, qu'on voit souvent des théories vicieuses s'unir à une pratique utile , et que , parmi les Médecins affiliés à l'Anatomisme , il en est qui offrent , auprès des malades , le contraste le plus frappant entre leurs paroles et leur conduite. C'est que la science , descendant des régions spéculatives , rentre alors dans le domaine de l'artiste , dont la foi dans ses principes n'est pas tellement ardente qu'il tienne beaucoup à la montrer par ses œuvres.

Mais gardons-nous d'exagérer ces dissentiments de la pratique et de la théorie. Sous peine de renier toute science comme une vaine chimère , ne comptons jamais sur ces heureuses inconséquences.

En regard de ces contradictions qui corrigent par la justesse des déterminations cliniques les

GRIMAUD, Cours de fièvres, T. IV, p. 110.

illusions ou les dangers des principes , que d'actes
d'une logique brutale je pourrais vous signaler dans
la pratique commune! N'oubliez jamais que SILVA ,
au milieu des ravages d'une épidémie de variole ,
s'écriait, la lancette à la main, qu'il l'accoutumerait
bien à la saignée! Que d'amères leçons n'a-t-il
pas fallu pour ramener les Disciples entêtés de
BROUSSAIS dans les voies d'une observation plus
vraie et d'une thérapeutique plus sage! Rappelez-
vous ces tableaux nécrologiques qui portèrent au
Physiologisme un coup dont il ne s'est pas relevé,
et qui donnèrent une si triste preuve de la tyrannie
que nos préjugés , en dépit de nous-mêmes,
exercent sur nos actions.

Quelle est donc (car j'ai hâte de conclure) la
Doctrine Médicale qui peut être considérée comme
l'expression la plus élevée de la science et de l'art ,
« celle qu'il faut , comme disait BARTHEZ , s'atta-
» cher à suivre et à perfectionner » ? Vous prévoyez
sans doute ma réponse : Cette Doctrine, c'est
l'Hippocratisme.

Ne prenez pas le change , MESSIEURS , et n'allez

pas croire que je vous propose de reculer de vingt
siècles. Il ne s'agit point ici de la Doctrine primi-
tive d'HIPPOCRATE, servilement acceptée dans sa
lettre et avec les hypothèses qui la déparent. Je
n'ai nullement l'intention de vous offrir comme un
modèle son anatomie erronée, ses théories phy-
siologiques sur l'usage de nos parties, ses idées
sur la formation de l'homme. Je ne serais pas
embarrassé pour vous montrer, dans ses œuvres,
bien des assertions fausses ou arbitraires que son
époque pouvait absoudre, mais qui ne trouveraient
pas grâce devant la nôtre.

Ce que je vous recommande dans la Doctrine
Hippocratique, c'est l'esprit qui l'anime ; c'est la
conciliation constante de la philosophie et de l'observation ; c'est cet art de raisonner l'empirisme
qui constitue, à proprement parler, la Médecine
elle-même ; c'est enfin, en se plaçant au point de
vue le plus général, cette induction rigoureuse qui
repousse tout ce qui est conjectural dans la rédac-
tion des dogmes fondamentaux.

« L'Hippocratisme n'est pas un système reposant
» comme tous les autres sur une proposition d'ordre

*

»secondaire, plus ou moins générale, plus ou moins
»artificiellement généralisée, et prétendant dominer
»tous les faits d'une science lorsqu'elle est elle-
»même dominée par une idée supérieure à laquelle
»le Systématique n'a pas pu s'élever. Mais l'Hippo-
»cratisme est une méthode philosophique d'obser-
»vation, une sorte de sommité du haut de laquelle
»l'œil embrasse simultanément le plan de la Nature,
»voit chaque fait à sa place, tant dans ses rapports
»avec les autres faits que dans son rôle relativement
»à l'ensemble.

« L'Hippocratisme, c'est, en définitive, l'observa-
»tion complète ou l'étude de l'homme vivant sain et
»malade, sous toutes ses faces, dans toutes ses
»modifications; l'observateur restant constamment
»placé au point de vue du but d'activité de la Force
»Vitale et des organismes qui sont les moyens de
»manifestation de cette force, seul point de vue d'où
»il soit possible de constater non-seulement l'ordre
»de succession des phénomènes, mais encore leur
»loi de génération [1]. »

---

[1] Introd. à la 3e partie du Traité de thérapeut., etc., de
TROUSSEAU et PIDOUX, T. II, p. XII. Paris, 1839.

A cette Doctrine appartient de droit le nom d'HIPPOCRATE, car il en est resté dans la série des âges le souffle inspirateur, et s'il n'a pas tout vu lui-même, il a du moins indiqué la méthode qu'il faut suivre pour tout voir.

Quand on évalue d'ailleurs le tribut personnel apporté par le Grand Homme, on est frappé d'admiration, et on ne s'étonne plus de lui voir décerner, par le consentement unanime de la postérité, le titre de Père de la Médecine.

Résumant les travaux de ses devanciers, dont il recula les bornes par ses propres observations, il parvint, à l'aide d'une logique simple et féconde, à dévoiler la connaissance entière des maladies, leurs causes ostensibles, leur marche, leurs révolutions, et embrassa ainsi le passé, le présent et l'avenir [1].

Étudiez sa Doctrine dans les régions élevées où elle plane, sans descendre dans les détails dont la responsabilité pèse bien moins sur l'auteur que sur son siècle : vous verrez qu'elle a marqué d'avance

[1] Voy. BÉRARD, Doctr. méd. de Montp., p. 252.

la place de tous les faits anthropologiques, et que
la science, quelle que soit l'activité de son expansion future, n'y manquera jamais d'air, de
lumière et d'espace.

Tel est, MESSIEURS, le privilége de l'Hippocratisme. Protégé par sa virtualité robuste contre
l'action dissolvante des Systèmes, il relie dans sa
vaste et compréhensive synthèse tous les éléments
de la science humaine, envisagée dans sa face
médicale.

Laissez dire des détracteurs ignorants ou pas-
sionnés qui l'accusent de s'enfermer dans un
cercle inflexible! Sa prétention hautement avouée
n'est-elle pas, au contraire, de s'approprier tous
les perfectionnements qu'engendre le progrès, sans
avoir rien à changer à son plan primitif dont il lui
suffit d'étendre les lignes? Semblable sur ce point,
ainsi que l'a très-justement fait remarquer M. le
Professeur LORDAT, à ces langues assez régulières,
assez philosophiques pour recevoir les idées les
plus neuves sans rien ajouter à leur syntaxe, et
en mariant les mots avec leurs analogues [1].

[1] De la Perpétuité de la Médecine, p. 34.

Grâce à cette sage ordonnance qui a tout accommodé au présent et tout prévu pour l'avenir, le Code Hippocratique renferme toutes les grandes lois de la vie physiologique ou morbide, sans lesquelles la science ne serait plus qu'un roman et la pratique une routine.

Trois éléments composent l'Être humain : un organisme ou assemblage d'instruments ; deux forces animatrices, dont les attributs sont assez nettement spécifiés pour qu'on puisse les distinguer entre elles, en établir les limites, en formuler les expressions, et déterminer les lois de leur collaboration à l'exercice des actes de la vie.

L'unité vivante est un fait primordial extrait de l'observation, selon les règles de l'induction la plus rigoureuse. Plus de morcellement, plus de disjonction arbitraire des parties de cet ensemble ; partout, au contraire, *consensus*, *harmonie*, *solidarité*, *synergie*.

L'affection morbide, 'mode insolite de l'individualité vitale dont l'esprit seul peut concevoir l'idée, est nettement distinguée de la maladie, qui n'en est que l'expression phénoménale perçue par les sens externes.

La spécificité étiologique, pathologique et thérapeutique, représente sous ces trois aspects un des faits culminants de la science et l'une des plus belles conquêtes de l'art.

L'influence pathogénique des causes extérieures est toujours subordonnée à son rapport mobile avec les causes internes, c'est-à-dire avec les aptitudes actuelles des sujets. On établit comme un dogme la différence radicale de l'étiologie physique et de l'étiologie médicale.

L'affection qui éclate sans cause apparente ou à l'*occasion* de certaines impressions vagues qui n'ont pu agir qu'en donnant l'éveil à des prédispositions antécédentes, est dite *spontanée*. On lui oppose la *réaction* résultant d'une impression malfaisante à laquelle le système répond par des symptômes.

Cette distinction capitale reproduit, en d'autres termes, celle de la Médecine et de la Chirurgie, qui doit être conservée, sans préjudice pour le principe qui consacre l'unité de la Pathologie.

C'est la Nature qui guérit les maladies. Le Médecin la surveille et la seconde quand ses tendances sont salutaires ; il la ramène et la contient énergiquement , si ses écarts menacent la vie. Il y a donc des affections bénignes ou malignes, fonctionnelles ou perverses ; et ce dogme se confond dans la pratique avec celui de l'oppression et de la résolution des forces.

L'analyse mentale sépare les éléments constitutifs des affections, détermine leur prédominance relative dans le fait morbide collectif, et fonde sur cette considération une méthode puissante de traitement.

On distingue avec grand soin dans le tableau des symptômes ceux qui sont simplement manifestateurs de l'état pathologique, ceux qui tendent à le résoudre , et ceux qui , loin d'être utiles, l'entretiennent ou l'aggravent.

Le système vivant éprouve des besoins morbides qui entraînent la mort s'ils ne sont point satisfaits. Certaines maladies peuvent donc être un bien relatif, et dans ces conditions appréciées par l'expérience pratique il serait dangereux de les guérir.

Les affections reçoivent du génie épidémique
une empreinte spéciale et commune qui leur impose un fond identique sous les formes les plus
variées. Ce principe fondamental de la Pathologie
appliquée illumine la clinique des Hippocratistes
de toutes les époques, et domine ces admirables
histoires des épidémies qui tiennent une si grande
place dans nos annales.

Il faudrait de longues heures, MESSIEURS, pour
dérouler sans omission les états de service de
l'Hippocratisme ; contentez-vous, pour le moment,
de ce simple aperçu. A quoi bon, d'ailleurs, insister sur des vérités qui font partie de la religion
médicale de cette École, et que vous entendez tous
les jours défendre avec tant d'éclat par vos Maîtres,
et surtout par ce Professeur inimitable que le
temps respecte, heureusement pour nous, comme
il a toujours respecté la Doctrine dont il est aujour-
d'hui le plus illustre représentant ?

Et moi aussi, m'inspirant de ces exemples, je
porterai, aussi haut que me le permettront mes
forces, la bannière de l'Hippocratisme : bannière
pacifique qui appelle à sa suite tous ceux qui cher-

chent de bonne foi et sans parti pris la Vérité
Médicale !

Il est de l'essence de cette Doctrine séculaire de
s'agrandir tous les jours au contact du temps et
des hommes, et on lui fait une grave injure quand
on la dépeint, immobile et somnolente, dans l'or-
nière du passé.

C'est vous dire, MESSIEURS, que, quelles que
soient mes sympathies personnelles, dont je ne
dois compte qu'à moi-même, je n'ai de préférence
exclusive ni pour les Anciens ni pour les Modernes ;
et je m'associe, en toute franchise, au projet d'al-
liance si élégamment formulé par BAGLIVI : « *Novi*
» *veteribus non opponendi; sed quoad fieri potest,*
» *perpetuo jungendi fœdere.* »

Je vous apprendrai à aimer la tradition, en
vous exposant ces principes immuables qui ont tra-
versé les siècles sur leur base vainement ébranlée
par de prétendues réformes ; mais je ferai aussi,
avec conviction, la part de notre époque.

Je jugerai devant vous, dans toute la liberté de
mes appréciations, les accroissements successifs
dont elle a enrichi la Médecine.

Je ne partagerai pas toujours, vous le pensez bien, l'enthousiasme qui les exalte, et je tâcherai de bien distinguer le véritable progrès de cette agitation sur place qui en usurpe le nom.

Mais je ne perdrai pas une occasion de vous montrer comment les acquisitions nouvelles bien comprises viennent heureusement en aide à la science, et méritent d'être accueillies avec empressement dans le giron de l'Hippocratisme, pourvu qu'on ne confonde pas un moyen précieux de parvenir à la Vérité, avec la Vérité elle-même.

Mes chers Élèves,

Un Système célèbre allécha ses Adeptes en leur promettant une Médecine simple et facile.

Je ne vous tiendrai pas ce langage, parce que je ne veux pas vous tromper, et que j'ai trop bonne opinion de vous pour croire votre courage à la merci de quelques obstacles.

L'Hippocratisme veut des labeurs et du temps; et, après plus de deux mille ans, je n'ai rien à changer à ces paroles du Maître : « L'art est *long*, » la vie est *courte*, l'expérience *incertaine*, le juge- » ment *difficile*. »

Vous le prévoyez donc, Messieurs; pour vous être utile autant que je le désire, mon dévoue- ment et ma vive affection ne me suffisent pas. J'ai encore besoin de vous-mêmes; il me faut votre zèle, votre assiduité, votre persévérance.

Mais comme vous êtes des hommes sérieux et pénétrés de la gravité de vos devoirs, je puis vous dire d'avance que vos efforts ne seront pas stériles, et que vous en trouverez le prix le plus doux dans votre conscience.

Lorsque vous aborderez, loin de nous, le redou- table ministère qui mettra entre vos mains la vie des hommes, vous serez pleins de confiance et d'espoir, parce que vous saurez que l'Art dont vous avez péniblement conquis les secrets est bien véri- tablement l'*Art Salutaire*, et qu'il se fait honneur de tenir toutes ses promesses.

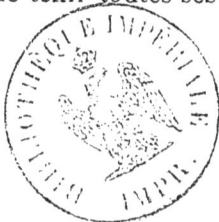

FIN.

9 7 8 2 0 1 3 7 6 0 1 4 0